essentials

essentials liefern aktuelles Wissen in konzentrierter Form. Die Essenz dessen, worauf es als „State-of-the-Art" in der gegenwärtigen Fachdiskussion oder in der Praxis ankommt. *essentials* informieren schnell, unkompliziert und verständlich

- als Einführung in ein aktuelles Thema aus Ihrem Fachgebiet
- als Einstieg in ein für Sie noch unbekanntes Themenfeld
- als Einblick, um zum Thema mitreden zu können

Die Bücher in elektronischer und gedruckter Form bringen das Expertenwissen von Springer-Fachautoren kompakt zur Darstellung. Sie sind besonders für die Nutzung als eBook auf Tablet-PCs, eBook-Readern und Smartphones geeignet. *essentials:* Wissensbausteine aus den Wirtschafts-, Sozial- und Geisteswissenschaften, aus Technik und Naturwissenschaften sowie aus Medizin, Psychologie und Gesundheitsberufen. Von renommierten Autoren aller Springer-Verlagsmarken.

Weitere Bände in der Reihe http://www.springer.com/series/13088

Paul Geraedts

Die Geschichte der Physiotherapie

Von der antiken Heilgymnastik zum modernen Gesundheitsberuf

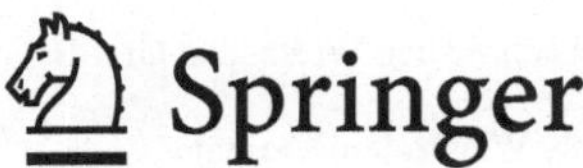

Paul Geraedts
Alsdorf, Nordrhein-Westfalen
Deutschland

ISSN 2197-6708   ISSN 2197-6716   (electronic)
essentials
ISBN 978-3-658-23604-5   ISBN 978-3-658-23605-2   (eBook)
https://doi.org/10.1007/978-3-658-23605-2

Die Deutsche Nationalbibliothek verzeichnet diese Publikation in der Deutschen Nationalbibliografie; detaillierte bibliografische Daten sind im Internet über http://dnb.d-nb.de abrufbar.

Springer ist ein Imprint der eingetragenen Gesellschaft Springer Fachmedien Wiesbaden GmbH und ist ein Teil von Springer Nature
Die Anschrift der Gesellschaft ist: Abraham-Lincoln-Str. 46, 65189 Wiesbaden, Germany

Was Sie in diesem *essential* finden können

- Die Entwicklung der modernen Physiotherapie aus der schwedischen Heilgymnastik
- Die weitere Entwicklung des Berufsbilds und der Einfluss der Historie auf das Selbstverständnis der Therapeuten heute
- Eine aktuelle Standortbestimmung mit Ausblick auf die weitere Berufsentwicklung

Vorwort

Die medizinische Gymnastik war und ist immer noch eine ungewöhnliche, wenig förmliche Heilmethode, die sich irgendwo zwischen Sport und Medizin einen Platz erobert hat. Obwohl der Stellenwert des Sports für die Gesundheit als erheblich betrachtet wird, bleibt die Wertschätzung für die medizinische Gymnastik als physiotherapeutische Übungsbehandlung immer noch im Hintergrund. Die Aufarbeitung ihrer Geschichte soll ein erster Schritt sein, die medizinische Gymnastik als konventionelle Methodik in der Medizin zu betrachten.

Wenn wir jedem Individuum das richtige Maß an Nahrung und Bewegung zukommen lassen könnten, hätten wir den sichersten Weg zur Gesundheit gefunden (Hippokrates, ca. 460 –377 v. Chr.).

Paul Geraedts

Inhaltsverzeichnis

Medizinische Gymnastik – das älteste Therapiemittel 1

Viele Verfahren der Übungsbehandlung und medizinisches Training liegen in ihrem Ursprung weit zurück. Gymnastik zu medizinischen Zwecken hat es wahrscheinlich schon seit der frühesten Geschichte der Menschheit gegeben. Schon der britische Orthopäde James Cyriax konstatierte, dass medizinische Gymnastik dieser oder jener Art seit frühesten Zeiten als Therapiemittel angewandt würde, und sie sei ohne Zweifel so alt wie das Menschengeschlecht selbst (Schöler 2005).

Aus alten Überlieferungen ist die indische Yogalehre im Rahmen der Gymnastik noch heute für ihre Atemübungen, Übungen bei Obstipation und Blähungen sowie Übungen gegen Durchblutungsstörungen bekannt (Schöler 2005).

In China, dem Land mit der vermutlich ältesten verbrieften Sportgeschichte, soll unter Kaiser Hoang Ti bereits im Jahre 2698 v. Chr. ein Heil- oder Gesundheitsturnen praktiziert worden sein. 1799 n. Chr. schilderte der französische Missionar Amiot, der lange Zeit in China gelebt hatte, als Erster in Europa das altchinesische Heilturnen „Cong-Fou", das eine Reihe von Frei- und Atemübungen empfahl und unter der Anleitung eines taoistischen Priesters ausgeführt wurde. Die Übungen basierten auf der Annahme, dass eine ungünstige Mischung von Blut und Luft in den Adern der Patienten Krankheiten auslöse, die mithilfe der Übungen kuriert werden sollten (Schöler 2005).

Bei den griechischen Medizinern spielte die Gymnastik als therapeutisches Mittel schon eher eine bedeutsame Rolle. So verweist Plato (428–348 v. Chr.) in seinem als Dialog verfassten philosophischen Diskurs „Gorgias" auf den Unterschied zwischen Medizin als Heilkunst und Gymnastik als „Versorgerin des Leibes".: [...*Sokrates:* Setzt nun auch die Heilkunde, die wir eben gerade erwähnten, in den Stand, über die Kranken zu denken und zu reden? *Gorgias:* Notwendig. *Sokrates:* Auch die Heilkunde bezieht sich also, wie es scheint, auf Reden? *Gorgias:* Ja. *Sokrates:* Nämlich auf die über die Krankheiten? *Gorgias:* Allerdings.

© Springer Fachmedien Wiesbaden GmbH, ein Teil von Springer Nature 2019   1
P. Geraedts, *Die Geschichte der Physiotherapie*, essentials,
https://doi.org/10.1007/978-3-658-23605-2_1

Sokrates: Bezieht sich nicht auch die Gymnastik auf Reden, nämlich über das Wohl- und Übelbefinden des Leibes? *Gorgias:* Jawohl…] (Holzinger 2016).

Empedokles aus Agrigent (um 490–430 v. Chr.), Arzt und Philosoph, entwickelte schon eine Theorie des Atmens und pflegte Atemübungen. Herodikos von Selymbria (um 400 v. Chr.) war zunächst Gymnast und sah einen Zusammenhang zwischen Gymnastik und Medizin, weil er selbst die therapeutische Wirkung körperlicher Übungen erfahren hatte. In einer Broschüre beschrieb er diese Erfahrungen in Form einer Lehre. Insbesondere ermüdenden Spaziergängen und Ringkämpfen schrieb er besondere, heilende Effekte zu. Plato, der Gymnastik als Medizin zwar noch missbilligte, aber die Möglichkeit, durch Gymnastik das Leben zu verlängern erkannte, schrieb über ihn in seiner Schrift „Staat": „Dieser Herodikos, ein Lehrer der Ringkunst, verband, krank geworden, die gymnastische Kunst mit der ärztlichen: so quälte er zuerst vor allem sich selbst und später auch viele andere…, indem er sich ein langes Dahinsterben bereitete. Denn während er in einem fort seine unheilbare Krankheit behandelte, brachte er sein ganzes Leben mit Heilversuchen zu, ohne etwas andres zu tun; er hatte schlimme Qualen, wenn er irgendwie von der gewohnten Lebensweise abwich, und wurde sie in dem Wissen, dem Tode Widerstand zu leisten, ein hochbejahrter Greis". Auch Aristoteles und Plinius erteilten ihm den Tadel, seine Fiebererkrankungen durch Gehen, Ringen Laufen und Massieren getötet zu haben (Schumacher 1963).

Hippokrates von der Insel Kos, berühmter Schüler des Herodikos, betonte in seinen Schriften nach genauer, unvoreingenommener Beobachtung die Bedeutung von Massage und Bewegung für die Therapie. Für die mechanische Korrektur des Buckels hatte er eine Art Streckbank (Scamnum Hippocratis) konstruiert. Im 4. Jh. v. Chr. schrieben Diokles und Erasistratos, beide aus Keos, eine große Anzahl von Büchern und Broschüren, in denen sie die Gymnastik thematisch gliederten und Übungsanleitungen aufstellten (Schöler 2005).

Römische Ärzte, in Griechenland ausgebildet, nahmen die Kenntnisse und Erfahrungen griechischer Ärzte auf und erweiterten diese teilweise. Der renommierte römische Mediziner Asklepiades aus Prusa (geb.124 v. Chr.) zum Beispiel setzte als Mittel des ärztlichen Eingreifens zur Heilung auch Leibesübungen mit geregelten Spaziergängen, Laufen, Reiten, Fahren und Holzhacken ein. Auch das spätere römische Pendant des Hippokrates, Aelius Galenus (auch Galenos von Pergamon, griechisch Γαληνός, deutsch: Galēn, ca. 129–200 n. Chr.), als Mediziner eine herrschende Autorität zumindest bis in die Renaissance, hob die gesundheitliche Wirkung aller „Leibesübungen" in jedem Alter hervor. Galenus verherrlichte Ballspiele und Übungen mit dem Ball, verdammte aber Athletik wegen ihrer kriegerischen Art und der damit einhergehenden hohen Verletzungsgefahr. Die wahre Gymnastik seien gesundheitsfördernde Übungen. Er beschrieb in seiner meisterlichen und scharfsinnigen Schrift „Gymnastica et de sanitate tuend" (Gymnastik und die Sicherung der Gesundheit, griechisch: Hygieina.) die Medizin als eine Kunst zum Zwecke der Gesundwerdung („an art of Health") und Gymnastik als eine Kunst, deren Ziel es sei, u. a. eine gute Kondition zu erlangen (Schöler 2005). So maß er dem Training diejenige Bedeutung bei, die heutzutage immer noch aktuell ist: „The use of exercise, i think, are twofold, one for the evacuation of the excrements, the other for the production of good condition of the firm parts of the body. For since vigorous motion is exercise, it must needs be that only these three things result from it in the exercise body – hardness of the organs from mutual attrition, increase of the intrinsic warmth, and accelerated movement of respiration. These are followed by all the other individual benefits which accrue to the body from exercise; from hardness of the organs, both insensitivity and strength for function; from warmth, both strong attraction for things to be eliminated, readier metabolism, and better nutrition and diffusion of all substances, whereby it results that solids are softened, liquids diluted, and ducts dilated. And from the vigorous movements of respiration the ducts must be purged and the excrements evacuated" (Berryman und Park 1992).

Carl Euler bemerkte in seinem Artikel über Galenus: *„[…] wir begegnen hier vielfach Anschauungen, die man fast als ‚moderne' bezeichnen könnte. Da finden wir die Andeutung einer ‚Hausgymnastik' […] An einer Stelle im neunten Kapitel werden die schwedischen Widerstandsbewegungen klar bezeichnet. Und wenn Galen im zwölften Kapitel sagt, er habe unzählige Menschen mit schwachen Körperteilen, welche infolgedessen fortwährend von Krankheit geplagt wurden, bloß durch Gymnastik wieder gesund gemacht […], so trieb er richtige Heilgymnastik"* (Schöler 2005).

Der persische Arzt, Physiker, Philosoph, Jurist, Mathematiker, Astronom, Alchemist, Musiktheoretiker und berühmteste Wissenschaftler des Islams aus Zentralasien, Ibn Sina, latinisiert Avicenna (980–1037), prägte die damalige Medizin der westlichen Welt maßgeblich mit seinem Hauptwerk „Kanon der Medizin" (arabisch القانون في الطب, DMG al-Qānūn fī ṭ-Ṭibb; lat. Canon medicinae). In diesem Werk führte er auch orthopädische und neurologische Krankheiten auf, die sich im ganzen Körper ausbreiten können wie Nervenleiden, Luxationen und Frakturen. Zur Wiederherstellung der Gesundheit erkannte er u. a. schon das ausgeglichene Verhältnis von Bewegung und Ruhe. Auch studierte Ibn Sina die Säftelehre des Hippokrates und überarbeitete systematisch die (Bewegungs-)Lehren von Galenos von Pergamon (Dunlop 1968).

Im Mittelalter geriet die Bedeutung des Körpers durch kirchlichen Einfluss immer weiter in Vergessenheit.

Bestimmend für die seinerzeit soziale Struktur der Gesellschaft war die Trennung der Stände, die „*[...] an den Gütern des Lebens sehr unterschiedlich beteiligt sind: Bauern, Ritter, Bürger, dazu die Geistlichkeit. Was einst Ausdruck natürlicher Lebensfreude war, Übung und Erprobung der körperlichen Kräfte, wird als langgewohnte Betätigung bei Freizeit und Festen fortgesetzt, jedoch der Ritterstand allein erstrebt bewusst durch regelmäßige Leibesübungen körperliche Überlegenheit als Grundlage der Höherwertigkeit*" (Schöler 2005).

Die Grundformen dieser Leibesübungen waren das Laufen, Werfen, Springen, Ringen und Schwimmen. Außerdem gab es Fechten, Bogenschießen, Ballspielen und Tanzen.

Mittelalterliche Heilkunde wurde bis ca. 1100 überwiegend von der Religion dominiert. Hilfeleistung für Kranke galt als göttlicher Auftrag. Auch die von da an führende Schulmedizin, welche an den neu entstandenen Universitäten gelehrt wurde, kannte ebenso wenig wie die Klostermedizin gezielt eingesetzte Gymnastik als therapeutisches Mittel. Die Religion hatte einen leibfeindlichen Charakter, Askese stand im Vordergrund. Die kirchlich-religiöse Prägung mittelalterlicher Hospitäler führte zu einer sehr engen Verknüpfung zwischen Krankensaal und Kapelle. Für Heilgymnastik war im Krankensaal kein Platz, für Altäre schon eher (Schöler 2005). Gottesfürchtige Geschöpfe hatten das Leben und Leiden als schicksalhaft zu betrachten und zu erdulden.

Erst mit der Renaissance, in der die antiken Ideale neu belebt wurden, änderte sich das. Mit zunehmender Bewusstwerdung der eigenen Persönlichkeit durch die Schriften der Humanisten wuchs das Interesse an körperlicher Gesundheitspflege rasch.

Der italienische Arzt Hieronymus Mercurialis (1530–1606) leistete mit seinem umfassenden Kompendium „De Arte Gymnastica", erschienen 1569, eine ganz bedeutsame Pionierarbeit für die Entwicklung der Leibesübungen, indem er die heilsame Wirkung und Anwendung heilgymnastischer Formen darlegte. Er unterschied die Gymnastik in drei Hauptgruppen: die kriegerische Gymnastik, die wahre, medizinische Gymnastik und die (wegen der hohen Verletzungsgefahr) verkehrte athletische Gymnastik. Mit den ausführlichen Erläuterungen der Grundlagen von Übungsbehandlungen wird dieses Buch heute zu Recht als das erste Buch der Sportmedizin betrachtet (Gr.-Oktav (o. J.), Mathys 1962).

Mercurialis' Zeitgenosse und portugiesischer Kollege Cristobal Méndez propagierte in seiner Arbeit „Libro del Exercicio" (1553) die gesundheitlichen Nutzen von Freude und Vergnügen, geweckt durch moderate körperliche Aktivität. In Italien wies Anfang des 17. Jahrhunderts der Mediziner und Dominikanermönch Geronimo Mercurio, mit Klosternamen Scipione, auf die Bedeutung von Gymnastik als Heilfaktor hin (Machline 2004).

Trotz mehrerer Ansätze gab es in der feudalen Gesellschaft des 16. und 17. Jahrhunderts immer noch keine allgemeine Methodik für Leibesübungen zum Zwecke der Heilung. Übungen des Körpers galten lediglich als Mittel der Erziehung und Bildung für Kinder des gehobenen Adels. Mit dem Geiste der Aufklärung im 18. Jahrhundert und dem damit verbundenen medizinischen Fortschritt entstand auch das Bewusstsein für den gesundheitlichen Wert verbesserter körperlicher Leistungsfähigkeit.

Der von Thomas Sydenham beeinflusste englische Arzt Francis Fuller (1670–1706) prägte mit seiner 1705 erschienenen Schrift „Medicina gymnastica" auch den Begriff *Medizinische Gymnastik*. Er verwies direkt zu Anfang seines Buches auf die mangelhafte Akzeptanz der medizinischen Gymnastik bei seinen Zeitgenossen: *„Daß die öftere Leibesübung sehr viel zur Erhaltung der Gesundheit beiträgt, daß sie die Verdauung befördert, die Lebensgeister ermuntert, das Gemüt erfrischt und den ganzen Menschen stärkt und erquickt, wird kaum von jemand streitig gemacht. Daß aber solche bei einigen besonderen Krankheiten die Kur oder Genesung befördern sollte, und zwar noch dazu, wo sonst schwerlich etwas anderes helfen will, scheint bei den meisten Menschen wenig Glauben zu finden"* (Euler 1894).

Johann Peter Frank (1745–1821), Arzt und Begründer eines öffentlichen, sozialmedizinisch geprägten Gesundheitsdienstes, behandelte in seinem Buch „System einer vollständigen medicinischen Polizey" (Frankenthal 1778–1783) sehr umfassend die Neubelebung bzw. Verbreitung der Gymnastik in der Öffentlichkeit und im Erziehungswesen. Er vertrat das Motto: *„Ihr lehrt Religion, ihr lehrt sie Bürgerpflicht, auf ihres Körpers Wohl und Bildung seht ihr nicht!"* (Ganz 2013).

Mit der systematischen Beobachtung gehäuft auftretender Haltungsschwächen und Deformitäten bei Kindern lenkte Nicolas Andry im 18. Jahrhundert den Focus auf die Orthopädie. Er betrachtete seinerzeit erstmals angeborene Fehlbildungen bei Kindern nicht mehr als gottgewollt und unveränderbar, sondern, ganz im Sinne der Ideen der Aufklärung, als von Eltern und Erziehern beeinflussbar. In seiner 1741 publizierten Schrift „Orthopädie, oder die Kunst, bey den Kindern die Ungestaltheit des Leibes zu verhüten und zu verbessern" findet der Begriff Orthopädie zum ersten Mal Verwendung. Andry widmete sich der Prophylaxe von Haltungsschäden bei Kindern und Jugendlichen durch körperliche Ertüchtigung. Er verordnete spezielle gymnastische Übungen für Therapie und Prophylaxe und stellte Regeln zur Anwendung einer Bewegungstherapie auf. Mangel- und Fehlernährung, Kinderarbeit, eine Kleiderordnung mit einschnürenden Korsetten, aber auch Schulbänke ohne Bewegungsfreiheit waren damals und auch in der Folgezeit die bedeutendsten Ursachen für die Entwicklung von Haltungsschäden.

Erst später ergänzte Andry die gymnastische Behandlung durch chirurgische Methoden und wurde so zum „Vater" der chirurgischen Orthopädie. Bereits verformte Knochen und Gelenke ließen sich bei Jugendlichen und Kindern gut behandeln, da das natürliche Wachstum genutzt werden konnte, um Formabweichungen zu korrigieren. Symbol für die Haltungskorrektur, und bis heute das „Logo" des Fachgebietes Orthopädie, ist das junge, sich krumm empor rankende Bäumchen, das zur Wachstumskorrektur an einen Pfahl gebunden wird (Andry 1744).

Im Laufe der Geschichte veränderte sich die Gewichtung dieser beiden orthopädischen Methoden, Chirurgie und Gymnastik, immer wieder. M. Hackenbroch betonte die Wichtigkeit beider orthopädischen Bestandteile: *„Die Orthopädie ist die lebendige Verbindung zweier Denkrichtungen, der mechanischen und der entwicklungsphysiologischen, d. h. auf der Entwicklungsmechanik beruhend. Diese Verbindung ist unlösbar. Wenn auch im Laufe der Zeit bald die eine, bald die andere Seite stärker betont wird, so lebt sie doch nur und bleibt lebendig wenn beide … Denkrichtungen, sich gegenseitig durchdringen wie Elemente in chemischer Verbindung"* (Rauschmann und Thomann 2000).

Der Militärchirurg Joseph Clément Tissot (ca. 1750–1826) veröffentlichte 1780 in Paris seine Arbeit „Gymnastique Medicinale et Chirurgicale ou essai sur l'utilité du mouvement, ou des differèns exercises du corps, et du repos dans la cure des maladies" (Medizinische und chirurgische Gymnastik oder Versuch über den Nutzen der Bewegung oder der verschiedenen Leibesübungen, und der Ruhe zur Heilung der Krankheiten zu gelangen) mit der er die Gymnastik als ein therapeutisches Verfahren propagierte und sie als Erster systematisch, und den Gesetzen der menschlichen Anatomie folgend, aufbaute. Er erkannte bereits damals die Bedeutung der Belastungsfaktoren wie Dauer, Stärke, Art und Intensität für die Wirkung eines Trainings. Folglich war sich Tissot auch bewusst, dass ein zu intensives Training ohne Berücksichtigung des Alters dem Körper schaden könnte. *„Wenn die Bewegung übertrieben wird, so greift sie die Kräfte des Körpers an, wird von den größten Gefahren begleitet [...]"*, und fügte hinzu: Durch eine gemäßigte Bewegung *„erhalten alle Glieder des Körpers ihre Beweglichkeit wieder."*

Neben differenzierten Übungen für die Beweglichkeit eines Schultergelenks, wie bspw. das Drehen einer Kurbel, das Sägen oder das Feilen, bot er auch Übungsvorschläge für orthopädische Erkrankungen an. So wären Armbewegungen gut für einen eingeengten, abgeflachten Brustkorb. Ähnlich wie auch schon Andry empfahl Tissot bei Körperasymmetrien Ausgleichsgymnastik durchzuführen: im Falle einer schief stehenden Schulter möge der Betroffene auf dem gegenüberliegenden Bein hüpfen oder eine Last auf die herabhängende Schulter legen. Der korrektiven Gymnastik bei Haltungsschäden im Kindesalter maß er schon früh ihre große Bedeutung bei (Schwender 2008).

Noch bevor Pehr Henrik Ling seine eigene Methodik veröffentlichte, wurde Tissot zum Vorreiter der therapeutischen Gymnastik.

In Deutschland war es Friedrich Hoffmann (1660–1742), Inhaber des ersten Lehrstuhls für Medizin an der neu gegründeten Universität Halle, der Anfang des 18. Jahrhunderts in seinen vielfältigen Veröffentlichungen und Vorlesungen den hohen Wert und das Prinzip der Gymnastik und Massage betonte. Er verglich den menschlichen Körper mit einer hydraulischen Maschine (Iatrophysik), die von einer Art Nervenfluidum angetrieben und gesteuert sei. Gesundheit äußere sich in einer normalen Spannung der Fasern, Krankheit hingegen in einer zu hohen oder einer zu niedrigen Spannung (Hoffmann 1880). Auch hier ist, ähnlich wie bei Cotugno, noch der Einfluss der hippokratischen Humoraltheorie zu erkennen.

Der gelernte Messerschmied und Bandagist Johann Georg Heine (1771–1838) studierte interessenhalber alle ihm zur Verfügung stehenden Werke über Anatomie, Operationen und medizinische Bandagen. 1802 wurde er dann auch zum *Instrumentenmacher und Bandagisten* der Universität und am Julius-Hospital und 1824 zum *Demonstrator der orthopädischen Maschinenlehre* und *Assessor der medizinischen Fakultät* ernannt. 1807 erschien sein „Systematisches Verzeichnis chirurgischer Instrumente, Bandagen und Maschinen". Neben den Maschinen, die er auch selbst anfertigte, konstruierte er auch künstliche Gliedmaßen und wurde somit der erste Orthopädiemechaniker. Unter der chirurgischen Leitung des Juliusspitals behandelte Heine selbstständig Knochenbrüche und Gelenkausrenkungen. Die so gesammelten Erfahrungen und sein weiteres Studium von Schriften über Rückgratsverkrümmungen und Fußleiden wie auch deren mechanische Behandlung, veranlassten ihn, sich eingehend mit orthopädisch – mechanischen Korrekturen auseinanderzusetzen. 1816 gründete er in Deutschland das erste orthopädische Institut, später bekannt als Karolinen-Institut, in dem die Therapie aus reinem Gerätetraining bestand. Gymnastik war methodisch nicht vorgesehen (Schöler 2005).

Im selben Institut arbeitete sein Neffe, der Arzt Jacob Heine (1800–1879), Entdecker der Kinderlähmung (Poliomyelitis). Jacob Heine eröffnete 1829 in Cannstatt ein orthopädisches Institut und führte hier, wahrscheinlich als Erster in Deutschland, zusätzlich zu dem Gerätetraining auch die orthopädische Gymnastik ein. Seine Spezialisierung richtete sich auf Rückgratverkrümmungen, Klumpfüße und Lähmungen der Arme und Beine (Rauschmann und Thomann 2000).

Im Jahr 1826 betrug die Aufenthaltsdauer in einer orthopädischen Heilanstalt für mehr als die Hälfte der Kinder schon mehr als 13 Monate, wobei die durchschnittliche Verweildauer auf ungefähr zwei Jahre geschätzt wurde. Die damit verbundenen extrem hohen Kosten konnten sich nur die wohlhabendsten Familien für ihre Kinder leisten. Heutzutage würde bei so einem langen Aufenthalt jeder Krankenversicherer und Gesundheitspolitiker die Stirn runzeln. Und damit trat die operative Behandlung orthopädischer Erkrankungen in Erscheinung, um schnellere Abhilfe bei bspw. Kontrakturen zu schaffen (Rauschmann und Thomann 2000).

Der französische Chirurg Delpech (1777–1832) machte sich einen Namen mit der Operationstechnik „Tenotomie", einer Methode zur operativen Durchtrennung der Kapsel-, Band- und Sehnengewebe, um so Kontrakturen der Glieder zu korrigieren. Aber trotz seiner hervorragenden chirurgischen Fähigkeiten lenkte er seine Aufmerksamkeit auf nicht-chirurgische, aktive Ansätze für orthopädische Probleme. Neben seiner Tätigkeit als Dozent und Direktor vom Hôpital Saint-Eloi, verbrachte er viel Zeit in der Klinik für orthopädische Erkrankungen, die er gegründet hatte. Er erkannte den Wert der Gymnastik für Patienten mit Rückenleiden. Und so umfasste diese Klinik kunstvoll angelegte Gärten, beheizte Wintergymnasien (Sportstätten) und eine Schulungseinrichtung im Außenbereich für die Behandlung von Patienten mit den unterschiedlichsten Muskelskelettbeschwerden. Seine Patienten verblieben gewöhnlich 1 bis 2 Jahre (!) in seiner Klinik, wo sie während der gymnastischen Übungen Uniformen trugen (Schöler 2005; Rauschmann und Thomann 2000).

Der ehemalige Soldat Johann Adolf Ludwig Werner (1794–1866) versuchte als Erster, in Deutschland eine spezielle medizinische Gymnastik zu etablieren. Als Soldat und Fechtmeister seines Regiments war er gut trainiert im Schwimmen, Fechten, Bogenschießen und in gymnastischen Spielen. Nach seiner Dienstzeit 1818 arbeitete er als Fechtlehrer in Dresden, später in Leipzig. 1830 wurde er Lehrer für Gymnastik an Dresdener Schulen und führte in Deutschland das Mädchenturnen ein. 1834 veröffentlichte Werner seine Schriften „Das Ganze der Gymnastik und Gymnastik für die weibliche Jugend". Als Autodidakt in der Orthopädie sowie Anatomie schrieb er 1838 sein Buch „Medicinische Gymnastik", worin er zunächst allgemein für die Anwendung der Gymnastik, kombiniert mit apparativer Behandlung, als Heilmittel plädiert. Es gelang ihm, durch seine enge Verzahnung mit der Armee und seiner Nähe zum Fürstenhaus, dessen Kinder und Enkel er in den Leibesübungen schulte, auch während der Turnsperre die apolitische, gesundheitliche und pädagogische Gymnastik (statt Turnen) systematisch in Deutschland durchzuführen. Jahn verübelte ihm das, denn *„Der Manschettenturner, der Nacketeigymnastiker Werner wird … in Dessau seinen Unfug zur Unschule ausbilden"* (Jahn 1930).

Im Jahre 1839 zog Werner nach Dessau, wo er im Auftrag des Herzogs eine gymnastische Akademie und Normalschule einrichtete. Seine Akademie entwickelte er zu einer „gymnastisch-orthopädischen Heilanstalt", worin er im Rahmen einer mehrwöchigen bis mehrmonatigen Kur medizinische Gymnastik zur

Korrektur von Rückgratverkrümmungen und Extremitäten praktizierte. Seine medizinische Gymnastik bestand aus einer Kombination von Muskelkräftigung durch aktives, vom Arzt festgelegtes gymnastisches Training und passiver Korrektur der Wirbelsäule durch selbst entworfene Apparate. Werner war ein ausgesprochener Verfechter einer Integration apparativer und freier Gymnastik zur aktiven Stärkung erschlaffter Muskulatur. Widerstandsbewegungen oder passive Übungen sind in seinen Veröffentlichungen nicht beschrieben. Werner steht in seinem gesundheitlich-militärischen Übungsgut Pehr Henrik Ling näher als Friedrich Ludwig Jahn (Schöler 2005).

Der Arzt Karl Friedrich Koch (1802–1871) beschrieb in seinem 1830 erschienen Buch „Die Gymnastik aus dem Gesichtspuncte der Diätetik und Psychologie, nebst einer Nachricht von der gymnastischen Anstalt zu Magdeburg" die Wirksamkeit der gymnastischen Behandlung, vor allem bei Geisteszuständen wie z. B. Nervenschwäche und Hypochondrie. Weniger der reglementierte heilgymnastische Aspekt von Bewegung, sondern vielmehr die Beziehung von Gymnastik und Diätetik, als Voraussetzung für Erhalt und Festigung des körperlichen Wohlbefindens, stand für Koch im Mittelpunkt seiner Betrachtung. Er hat den positiven Einfluss von Gymnastik auf die menschliche Psyche detailliert und ausgiebig beschrieben (Schöler 2005).

Der deutsche Chirurg L. Wullstein (1864–1930) leistete 1902 mit der Veröffentlichung seiner Habilitation „Die Berechtigung der Behandlung der Kyphoskoliose durch forciertes Redressement nach medizinisch-klinischen Untersuchungen und Experimenten an Leichen", im selben Jahr erweitert unter dem Titel „Die Skoliose in ihrer Behandlung und Entstehung nach klinischen und experimentellen Studien", und seinen klinischen und experimentellen Forschungen einen großen Beitrag zum Verständnis der Biomechanik der Skoliose. Er entwickelte hoch differenzierte Apparate zur aktiven und passiven Skoliosetherapie, die gezielt, mithilfe seitwärts geführter Bänder, sehr intensive aktive bzw. passive, isometrische bzw. nicht-isometrische Widerstandsbewegungen in eng umschriebenen Wirbelsäulenabschnitten ermöglichten (forcierte Korrektur). Bevor er diese Behandlungsform auf Menschen übertrug, experimentierte er intensiv mit Hunden, die an einer Skoliose litten (Eberle 2017).

Heilgymnastische Systeme sind eng miteinander verknüpft und überschneiden sich sehr mit Turn- und Sportstrategien. Obwohl der Aspekt „Heilen" bei Sport und Turnen nicht im Vordergrund steht, gilt der Leitgedanke, dass Bewegung zu einem gesunden Körper führt oder ihn zumindest lange gesund erhält. Viele heilgymnastische Methoden sind ursprünglich aus Turn- und Sportsystemen entstanden. So schildert der Arzt Dr. Georg Friedrich das „Turnen als Schutz- und Heilmittel für körperliche Leiden beider Geschlechter" (1847) und kommt zu der weitreichenden Einsicht, dass *„[…] die Gymnastik nicht nur vor Krankheiten schützen, sondern sie auch heilen kann"* (Ganz 2013).

Der Gedanke einer systematischen Leibesertüchtigung verbreitete sich in Deutschland. Abendländische Auffassungen und theoretische Erkenntnisse über eine umfassende Bildung und natürliche und vernünftige Erziehung des Menschen wurden neu entdeckt und durch Philanthropen wie Johann Bernhard Basedow (1724–1790) und besonders Johann Christoph Friedrich GutsMuths (1759–1839) in die Praxis umgesetzt (Thiele 1918; Meixner et al. 2009).

Im Zeitalter der Aufklärung trat die ganzheitliche Erziehung des Menschen nach griechischem Ideal, also die Erziehung von Körper und Geist gleichermaßen, wieder in den Vordergrund. Führende Philosophen wie John Locke z. B. plädierten für eine gezielte Körper- und Bewegungserziehung, die sie als Beitrag zur Gesundheit sahen. Der Genfer Philosoph Jean Jacques Rousseau veröffentlichte 1762 den Erziehungsroman „Emile ou de l´éducation", in dem er eine natürliche Erziehung, die Ausbildung der Sinne, des Verstandes, des Gefühls und vor allem des Körpers forderte. GutsMuths gehörte als Lehrer und Pädagoge zu den ersten praktischen Vertretern der Körpererziehung, die die philosophischen Grundsätze der Leibesertüchtigung direkt umsetzten und anwandten (Schöler 2005).

GutsMuths formulierte das Ziel der Körperbildung in seinem 1793 verfassten Klassiker „Gymnastik für die Jugend" so: *„Wir streben bei diesen Übungen nach Gesundheit, nicht nach Vernichtung derselben; nach Abhärtung, nicht nach der Unempfindlichkeit des Kannibalen; wir ringen nach männlichem Sinne und Mute, nicht nach roher Wildheit und Unbändigkeit"* (Thiele 1918; Meixner et al. 2009).

Nach Meinung GutsMuths müsse es bei der körperlichen Erziehung um die Beseitigung alles „Schwächlichen und Verweichlichten" gehen, das sich mit den Kulturerrungenschaften eingeschlichen habe. Das Mittel der Wahl sei die Gymnastik, die ihm eine „Arbeit im Gewande jugendlicher Freude" sei und mit deren Hilfe es zu einer besseren, gleichmäßigeren und kräftigeren Entwicklung komme. GutsMuths postulierte nicht nur den Wert der Leibesübungen für den Einzelnen, sondern für die ganze Nation: Durch Spiele und Wettkämpfe könne das ganze Volk zu einem neuen Nationalgeist, zum gemeinsamen Handeln aller Klassen, hingeführt werden. GutsMuths wurde damit zum wichtigsten Vertreter des pädagogischen, jugendgemässen Gymnastikunterrichts in Deutschland; Franz Nachtegall gründete 1798 in Kopenhagen auf genau diesen Grundlagen die *Gymnastische Gesellschaft* (Ganz 2013).

„Turnvater" Friedrich Ludwig Jahn (1778–1852) machte das politisch engagierte Vereinsturnen in Deutschland bekannt. Seine gymnastischen Übungen waren bahnbrechend und unterschieden sich von anderen Gymnastiksystemen, weil sie *„die allgemeine Anerkennung und Anwendung eines notwendigen Volkserziehungs- und Bildungsmittels erlangt hatten"* (Ganz 2013). Aufgrund politischer Strömungen, die gegen Körperertüchtigung gerichtet waren, da sie als eine Bewegung (!) für Freiheitsrechte und damit eine Gefahr für die nationale Einheit zu sein schienen, wurden Turnen und sportliche Betätigungen 1820 in Preußen offiziell verboten. Als ab 1837 das Turnen wieder zugelassen worden war, brach mit dem Auftreten von Adolf Spieß (1810–1858) als „Vater des Schulturnens", eine neue Epoche an. Er gliederte das Turnen systematisch und modifizierte es zum Zwecke der Disziplinierung und Wehrerziehung. Spieß vertrat die anthropologische Sichtweise, der Geist sei der „Herrscher" des Körpers und betrachtete den Körper als Maschine des Geistes. Somit wurde er zum Begründer des eigentlichen Schulturnens (Güllig und Krüger 2013).

Movement Cure – Schwedische Heilgymnastik

Die sogenannte schwedische Gymnastik ersetzte die ungeregelte Gymnastik GutsMuths und das politische Turnen Jahns und Spieß' (Hermand 2007).

Der Begründer dieser Heilgymnastik, Pehr Hendrik Ling (1776–1839), seines Zeichens schwedischer Arzt, Theologe und Fechtmeister, entwarf im Zusammenhang mit seiner Arbeit als Fechtlehrer ein Gymnastiksystem, das ursprünglich die ideale Haltung beim normalen Spannungszustand der Muskeln zum Ziel hatte. Er stellte fest, dass durch tägliche Übungen körperliche Gesundheit wiederhergestellt wurde: *Movement Cure.* Systematische Bewegung als Heilmittel, eine bis dahin völlig neue Ausrichtung in der Orthopädie. Das schwedische Gymnastiksystem, als „Swedisch Drill" in vielen Köpfen von Schülern oder Soldaten verankert, entwickelte er als Arzt weiter. Ling teilte die Gymnastik in pädagogische (als „Vorsorgemittel für die Gesundheit"), medizinische (mit der Unterscheidung von aktiven, passiven Übungen, worunter auch Massagen und Widerstandsbewegungen verstanden wurden), militärische und ästhetische (Körper in völligem Einklang mit der Seele) Teilsysteme (Schöler 2005; Diem 1939, 2015).

1813 gründete er in Stockholm ein Gymnastisches Institut, welches 21 Jahre später das Königliche Gymnastische Zentralinstitut wurde (The Royal Central Gymnastic Institute in Stockholm). Der anatomisch-physiologische, also wissenschaftliche Unterbau der schwedischen Gymnastik fehlte noch weitgehend, aber für seine Zeit war die methodische Systematik der Gymnastik sehr innovativ.

Ling untermauerte seine Überlegungen zur Gymnastik nicht mit wissenschaftlichen Belegen, sondern mit recht eigenwilligen, naturphilosophisch gefärbten Ideen, nach denen sich die Lebenskraft in drei Grundformen (Agenten) äußert: Die dynamische Grundform vertritt das Nervensystem, die zweite, chemische, wird repräsentiert durch den Blutkreislauf und für die dritte, mechanische Form, ist das Muskelsystem zuständig. Ling verfolgte sehr individuelle Ansichten über

© Springer Fachmedien Wiesbaden GmbH, ein Teil von Springer Nature 2019
P. Geraedts, *Die Geschichte der Physiotherapie*, essentials,
https://doi.org/10.1007/978-3-658-23605-2_2

die Gesetze des menschlichen Organismus, auf die er seine Gymnastik stützte (Ottosson A. 2010).

Sein direkter Nachfolger, sein Schüler Professor Branting, übernahm den Posten als Leiter des Königlichen Gymnastischen Zentralinstituts und war größtenteils verantwortlich für die Verbreitung von Ling's Theorien.

Hartvig Nissen, ebenfalls ein Schüler von Ling, verfasste 1889 das Buch „A Manual of Instruction for Giving Swedish Movement and Massage Treatment" darin er feststellte, dass viele Mediziner Ling's Auffassung nicht ernst genommen hatten. Das führte er auf Vorurteile und Unwissenheit zurück.

Ein anderer Schüler Lings, Dr. George H. Taylor aus New York, schrieb 1860 eine „Exposition of the Swedish Movement Cure". Taylor missbilligte, Anatomie und Physiologie studieren zu müssen, um so die Grundlagen der *Moment Cure* richtig zu verstehen. Seine erläuternde Schrift sollte eine gemeinsame Basis bilden, die Mediziner unterschiedlicher Denkweisen zusammenzuführen. Taylor analysierte Lings Übungen mit dem Ziel, Bewegungsabläufe zu erstellen, die dem Bedarf des Körpers gerecht wurden. Er meinte, viele Anwendungen der Bewegungen müssten als „a science and an art" promotet werden (Ostrom 1918; Taylor 1860, 2013).

Nachfolgend waren der Offizier Hugo Rothstein und die Ärzte Albert Constantin Neumann und Moritz Michael Eulenburg maßgeblich an der Umsetzung und Entwicklung der schwedischen Gymnastik und Heilgymnastik in den 50er Jahren des 19. Jahrhunderts in Deutschland beteiligt. Rothstein legte zwar sein Hauptaugenmerk auf eine pädagogisch fundierte Gymnastik, hatte aber mit seinen Schriften die Einführung der schwedischen Heilgymnastik vorangetrieben. Sie stellten hiermit ihre Auffassungen denen von Turnvater Jahn, GutsMuths und Euler als Verfechter eines übergreifend reglementierten und leistungsorientierten (Geräte-)Turnens mit Barren und Reck gegenüber.

Mit dem Berliner Arzt Albert C. Neumann wurde die „Schwedische Heilgymnastik" in Deutschland etabliert. Neumann schuf sein eigenes, auf der schwedischen Heilgymnastik aufbauendes System, aber mit einer eigenen Theorie und einer eigenen Nomenklatur. So nannte er seine Methode Heilorganik, anstelle des bis dahin gebräuchlichen Begriffs Heilgymnastik. 1853 rief er selbst eine Gymnastikschule für Männer und eine für Frauen ins Leben. Für männliche Patienten waren männliche Fachkräfte und für weibliche Patienten ausgebildete Frauen unumgänglich. Waren bislang physikalische Behandlungen von Ärzten durchgeführt worden, so entstand nun ein gänzlich neuer Beruf: der Gymnast.

Eulenburg hatte versucht, die schwedische Heilgymnastik nicht nur empirisch zu begründen, sondern sie mit eigener Theorie und wissenschaftlichen Erkenntnissen, vor allem der Physiologie, anzureichern. Im Gegensatz zu Ling beschrieb er die Wirkung von Heilgymnastik nach Wissensstand und Erfahrung. So erzielte er als Praktiker erhebliche therapeutische Erfolge auf Grundlage der schwedischen Heilgymnastik (Schöler 2005).

Kinesiatrik – Bewegung stellt das wesentliche und hauptsächlichste Heilmoment dar   3

Der schwedischen Heilgymnastik stand in Deutschland von Anfang an das deutsche Turnen, begründet von Jahn und Spieß, als Alternative gegenüber. Auf Basis des deutschen Turnens entwickelte der praktische Arzt und Privatdozent für Innere Medizin und Heilmittellehre an der Universität Leipzig Daniel Gottlieb Moritz Schreber (1808–1861) sein Konzept des Heilturnens. Er nannte es Kinesiatrik, das als Heilgymnastik das deutsche Pendant zur schwedischen Heilgymnastik wurde. Schreber's Kinesiatrik fordert aktives Turnen, da *„Bewegung das wesentliche und hauptsächlichste Heilmoment darstellt."* Er formulierte allgemeine Regeln für die Gymnastik und präsentierte konkrete Übungskonzepte. So sprach er sich gegen eine körperliche Einengung und gegen die Einschränkung der Bewegungsfreiheit des Kindes aus, da die freie Bewegung für die Entwicklung des Körpers und seiner Kräfte von Nöten sei. Auch die „Verfrühung" der motorischen Entwicklung durch Gehkörbe, Gehgürtel usw. lehnte er grundsätzlich ab.

Haltungsschäden könnten nach Schreber nicht nur gesundheitliche Schäden verursachen, sondern auch als „Schönheitsfehler" betrachtet werden, denn sie würden den Eindruck der „Schlaffheit, Dummheit und Feigheit" vermitteln. Der Haltungsschule, gerade bei Jugendlichen, widmete er viel Aufmerksamkeit, da der Körper in dieser Wachstumsphase sehr gestaltbar ist. „Sobald das Kind die volle Fähigkeit sich eigenmächtig zu bewegen erlangt hat, muß der Aeltern Aufmerksamkeit und Streben überhaupt darauf gerichtet sein: daß möglichst gleichseitige Haltung in allen Situationen, im Stehen, Gehen, Sitzen, Liegen, bei allen Bewegungen und Beschäftigungen, gleich von Anfang an zu einer natürlichen Gewohnheit werde." Aber das Kind sollte sich auch seiner eigenen Haltung bewusst werden, indem es sich selbst betrachtet: „Hierher gehört auch der Vorschlag, daß man solche Kinder öfters seitwärts sich im Spiegel betrachten lasse, damit sie an dem unvortheilhaften Bilde ihrer ganzen Erscheinung selbst Anstoß nehmen und durch die erfolgte Regulirung ihrer Haltung den Unterschied sich

© Springer Fachmedien Wiesbaden GmbH, ein Teil von Springer Nature 2019   17
P. Geraedts, *Die Geschichte der Physiotherapie,* essentials,
https://doi.org/10.1007/978-3-658-23605-2_3

veranschaulichen, auch das natürliche, unwillkürlich mahnende Gefühl einer richtigen Haltung sich fest einprägen" (Mathis 2016).

Schreber propagierte Leibesübungen für fast alle Altersgruppen und beide Geschlechter, ein für die damalige Zeit sehr progressiver Ansatz, da sportliche Betätigungen von Frauen oder Mädchen tabuisiert wurden: *„Als turnfähig im allgemeinen muß nicht nur das männliche, sondern auch das weibliche Geschlecht und jedes Alter gelten, welches zwischen der gewöhnlichen Anfangszeit des Schulunterrichts, also zwischen dem sechsten, siebenten, und dem hohen Greisenalter, durchschnittlich dem siebenzigsten Lebensjahre liegt"* (Ganz 2013).

Wo im öffentlichen Bewusstsein das Turnen für Gesunde zur körperlichen Stärkung, Förderung der Wehrhaftigkeit und Einigung des deutschen Volkes im Sport gedacht war, hatte Schrebers aktives Muskeltraining im medizinischen Bereich das Ziel, drohenden oder schon bestehenden Erkrankungen vorzubeugen oder sie gar zu überwinden: *„[…] das Gebot der ethischen Lebensphilosophie: Ringe nach voller Herrschaft über dich selbst, über deine geistigen und leiblichen Schwächen und Mängel. Beginne muthig diesen Kampf auf welcher Stufe des Lebens du auch immer dich befinden magst, es ist nie zu spät, und bleibe unermüdlich in dem Streben nach dieser wahren (inneren) Freiheit, nach Selbstveredelung. So wirst du innerhalb der Grenzen, die von höherer Hand dem irdischen Leben gezogen sind, von Sieg zu Sieg bis an das letzte Lebensziel mit dem beseligenden Bewusstsein gelangen, die Aufgabe deines Lebens würdig gelöst zu haben"* (Schreber 1862; Schöler 2005).

Romantik, Halbwissen und Marktwirtschaft begründen die Heilgymnastik

4

Neben Verfechtern der schwedischen Heilgymnastik, gab es auch Kritiker. Hermann Eberhard Richter, seit 1837 Professor sowohl für allgemeine und spezielle Pathologie, Therapie sowie Arzneimittellehre und Direktor der inneren Poliklinik an der medizinisch-chirurgischen Akademie in Dresden, hielt angeblich die Heilgymnastik allgemein für sehr wichtig und schätzte sie grundsätzlich positiv ein. Seine Kritik richtete sich hauptsächlich gegen den praktischen Betrieb der schwedischen Heilgymnastik in Deutschland. Die zunehmende Einbeziehung romantischer oder mystischer Vorstellungen in die theoretische Grundlage der Heilgymnastik führe, zusammen mit einem unkritischen und einseitigen Enthusiasmus vieler Heilgymnasten, zu einem zunehmenden Verlust an wissenschaftlichem Ansehen. Außerdem meinte er, etwa die Hälfte der duplizierten (Partnerübungen) und passiven Bewegungen, die in den Kursälen für schwedische Heilgymnastik angewendet wurden, sei nutzlos. Demzufolge befürchtete er die Entstehung chaotischer, schlecht begründbarer Kurmaximen (Ganz 2013).

Edmund Friedrich und Hermann Meyer äußerten sich distanziert kritisch bis negativ über die schwedische Heilgymnastik. Sie stellten übereinstimmend fest, dass sie nicht erneuernd sei und Techniken aus der schon lange geübten Methode des Ringens und des deutschen Turnens nachbilde. Für Friedrich war unbestreitbar, dass fast alles, was die schwedische Heilgymnastik zu leisten versprach, früher schon durch die aktiven Übungen des deutschen Turnens gleich gut, oft sogar besser erreicht worden sei. Schlichtweg negativ wurden die Vertreter der schwedischen Heilgymnastik bewertet: Es handele sich überwiegend um medizinische Laien und Dilettanten, die zu ihrer Rechtfertigung weitgehend unbewiesene und willkürliche Annahmen sowie kühne Hypothesen zu Glaubenssätzen gemacht hätten. Ferner sei zu bemängeln, dass die schwedische Heilgymnastik oft mit nicht seriösen, marktschreierischen Mitteln auf sich aufmerksam mache und in

© Springer Fachmedien Wiesbaden GmbH, ein Teil von Springer Nature 2019
P. Geraedts, *Die Geschichte der Physiotherapie*, essentials,
https://doi.org/10.1007/978-3-658-23605-2_4

vielen Fällen nur als Aushängeschild für reine Geschäftemacherei diene. Weder Meyer noch Friedrich achteten in ihrer Beurteilung der schwedischen Heilgymnastik auf deren praktischen Wert und die klinischen Erfolge, die mit dieser Methode erzielt worden waren (Ganz 2013).

Hermann Wolff Berends errichtete 1840 ein gymnastisch-orthopädisches Institut in Berlin. 1865 erläuterte er im Rückblick seine Motive zur Gründung dieser Einrichtung: *„Diese grosse Epoche war es, welche mir, nachdem ich immer schon bis dahin die praktische Chirurgie mit einiger Vorliebe gepflegt, den Gedanken eingab, ein dem Standpunkte der damaligen Wissenschaft entsprechendes orthopädisches Institut zu gründen. Denn einerseits die durch jene operative Entdeckung gewordene mächtige Vergrösserung des orthopädischen Gebietes, in welches nunmehr eine Zahl von Krankheitsgruppen hineingezogen wurde, dergleichen niemals Gegenstand ärztlicher Forschung und Behandlung gewesen und mehr oder weniger der Laienbehandlung anheimgefallen waren, andererseits die feste Überzeugung, dass jenes klinische Material in seinem Gesammtumfange nur in einer gesonderten Heilanstalt verwerthet und passend verwendet werden könne, musste es als dringend nothwendig erscheinen lassen, diesen Gegenstand selbst in die Hand zu nehmen, nachdem er bis dahin in Deutschland fast nur die Domäne der Nichtärzte gewesen war"* (Schöler 2005).

Berends bemühte sich, in seinem Institut neben operativen und mechanischen Mitteln auch die (schwedische Heil-) Gymnastik einzusetzen, die seiner Ansicht nach *„vor allen Dingen eine Cultur vom ärztlichen Standpunkt finden"* müsse. Seine Position beim Thema schwedische Heilgymnastik wird in folgendem Zitat deutlich: *„Die schwedische Heilgymnastik hat vor der deutschen, und dies muß man einräumen, eine viel grössere Systematik voraus, aus der sich durch weitere Cultur noch viel Gutes erwarten lässt, allein dafür hat sie sich in der That in eine Masse phantastischer Hypothesen gehüllt, welche den von Neuheit Befangenen und besonders den Unerfahrenen blenden und ihn in Bezug auf Heilerfolge leicht zu sanguinischen, nimmer erfüllbaren Hoffnungen führen"* (Schöler 2005).

In den 1950er Jahren wurden weitere Institute für Heilgymnastik gegründet, die vornehmlich von Ärzten geleitet wurden und denen Gymnasten vorstanden, die teils in Schweden, teils aber auch in anderen deutschen Instituten (überwiegend bei Neumann in Berlin) ausgebildet worden waren. Nach einem „Rescript des königlich preussischen Ministeriums der Unterrichts- und Medicinalangelegenheiten" vom Juli 1854 waren es ausnahmslos approbierte Ärzte, die in Preußen befugt waren, Heilgymnastik auszuüben; schließlich griff der Heilgymnast therapeutisch in das Krankheitsgeschehen eines Patienten ein (Schöler 2005).

Die Ausbreitung der Heilgymnastik in Deutschland ging zögerlich vonstatten. Möglicherweise trugen kontrovers geführte Diskussionen über ihre theoretische Begründung, zum Teil auf Phantasterei (Neumann) und den merkantilen Interessen einzelner Institutsleiter beruhend, dazu bei. Schon 1853 bemerkte Eulenburg: *„Denn schon jetzt fehlt es nicht an Unberufenen, welche nach einer kurzen Umschau in diesem oder jenem Institute unter der Firma der schwedischen Heilgymnastik Industrie treiben"* (Schöler 2005). Und Neumann: *„Der Geiz scheint hierbei auch im Spiel zu sein, weil eine nur turnerische und besonders unphysiologische Heilgymnastik beim Betriebe weniger Helfer (Gymnasten) erfordert, und also dem Beutel des Arztes weniger Ausgaben verursacht; dem Publikum gegenüber aber […] eben so gut Beifall finden kann, wenn nur auf dem Schilde vor der Thüre der Anstalt mit grossen Buchstaben ‚Schwedische Heilgymnastik' zu lesen ist"* (Schöler 2005).

Derartige Statements minderten natürlich die Akzeptanz der Heilgymnastik bei seriösen, naturwissenschaftlich orientierten Ärzten. Verwirrend war auch die freie und völlig unreglementierte heilgymnastische Praxis in den einzelnen Instituten. Die Bezeichnung „Heilgymnastik" für Bewegungsübungen mit therapeutischen Absichten war nicht klar definiert, wodurch große Unterschiede zwischen einzelnen Behandlungsformen entstanden. Generell wurde eher der schwedischen Gymnastik, aufgrund ihrer besonderen Komplexität und Spezifität, eine einzigartige Wirkung zugesprochen als der weniger komplexen deutschen Gymnastik. Divergierendes Verständnis über das Wesen von Erkrankungen führte bei heilgymnastisch tätigen Ärzten zu recht unterschiedlichen, zuweilen willkürlichen Indikationen und damit zu einem breiten Spektrum an Therapieangeboten, deren medizinischer Sinn nicht immer zutage trat.

In der Folgezeit wurde Heilgymnastik munter kombiniert mit klassischen Badekuren, Anwendungen mit elektrischen Impulsen und teils selbst entwickelten Apparaten wie zum Beispiel das Saetherberg'sche Wippbrett, die Saetherberg'sche Erschütterungsmaschine und die Münchenbergs-Hängeleiter. Der bedingungslose Anhänger der schwedischen Schule, Neumann, kritisierte die Veränderung der rein gymnastischen Heilmethode hin zu einer Kombinationstherapie, die er generell ablehnte. So kommentierte er eine Werbeschrift für ein neu eröffnetes, orthopädisch-gymnastisches Institut: *„Das Schriftchen soll […] anzeigen, dass Heilgymnastik mit duplicirten und passiven Bewegungen, Turnen mit freien activen Bewegungen, mit Hanteln, Kurbeln u.s.w., mit Spiess'schen und Ling'schen Freiübungen, Streckbetten und andere Maschinen aller Art, Electricität u.s.w. in der Anstalt als therapeutische Agentien zu finden seien. Hr. Verfasser hofft durch einen solchen Mischmasch von Curmethoden, indem er zugleich dadurch eine Hercules-Arbeit auf seine Schultern nimmt, sich den Collegen zu empfehlen. Dass er dadurch das nichtärztliche Publikum bestimmt gar sehr* *anziehen werde, bezweifle ich nicht, ob aber das ärztliche, das hoffe ich, zur Ehre des ärztlichen Standes, soll nicht oder doch nur im geringen Maasse geschehen"* (Schöler 2005).

Die Skepsis vieler Ärzte gegenüber der schwedischen Heilgymnastik nahm stetig zu. Die Anfang des Jahrzehnts mit hohem Anspruch postulierten Erfolgsmöglichkeiten erwiesen sich immer mehr als unrealistisch und wurden korrigiert. Berend hielt 1857 in seinem Institutsbericht zur heilgymnastischen Skoliosetherapie fest, *„dass der blinde Enthusiasmus für ein bestimmtes System glücklicherweise unter vernünftigen orthopädischen Ärzten als überwunden gelten darf"* und, dass die *„extravagante Auffassung der Gymnastik als Universalspezifikum und der Irrtum, als ob nur in den engen Grenzen der schwedischen Formen alles Heil zu suchen sei, entschieden schwinden …"* (Schöler 2005). Und so schmälerte die anhaltende Kritik immer mehr das ärztliche Interesse an der schwedischen Heilgymnastik.

Die Ende des 18. Jahrhunderts eingeführte Sozialgesetzgebung führte zu einer grundlegenden Verbesserung der medizinischen Versorgung der deutschen Bevölkerung. Krankenversicherungs- und Unfallversicherungsgesetze garantierten die Übernahme von Behandlungskosten und Zahlung von Krankengeld sowie die finanzielle Unterstützung bei unfallbedingter Krankheit des Arbeitnehmers. Endlich eröffnete sich für den Großteil der deutschen Bevölkerung die reelle Chance auf notwendige medizinische Therapien. Die zumeist kostspieligen orthopädischen und heilgymnastischen Behandlungen nahmen an Qualität und auch Quantität zu. Hermann Krukenberg bestätigt dies in seinem 1896 erschienen „Lehrbuch der Mechanischen Heilmethoden": *„In neuerer Zeit ist aber gerade mit den Kranken der dritten Klasse begonnen worden, die Behandlung nicht nur solange fortzusetzen, bis die Wunden verheilt oder der Knochenbruch fest geworden ist, sondern die Behandlung so lange weiter zu führen bis die Folgen der Verletzungen in Bezug auf die Störung der Erwerbsfähigkeit soweit beseitigt sind, als sich irgendwie erwarten lässt. Diese Behandlungsmethode ist wesentlich gefördert worden durch den Einfluß des Unfallgesetzes. Seit der Einführung des Unfallgesetzes haben die Berufsgenossenschaften das größte Interesse daran, daß ihre Unfallverletzten einen möglichst hohen Grad der Erwerbsfähigkeit erreichen"* (Schöler 2005).

Dass die schwedische Heilgymnastik nach 1880 eine Art Renaissance erleben und sich etablieren konnte, ist zum einen der geänderten Sozialgesetzgebung geschuldet, zum anderen auch der Zunahme von Massageanwendungen in Kombination mit der Einführung der sogenannten mechanischen Heilgymnastik. Anfang der 1950er Jahre stießen französische Ärzte bei medizinhistorischen Untersuchungen auf Massage-Manipulationen, die schon im alten Griechenland bekannt waren. Diese Massagetechniken wichen jedoch deutlich von den passiven Bewegungen der schwedischen Heilgymnastik ab (Schöler 2005).

© Springer Fachmedien Wiesbaden GmbH, ein Teil von Springer Nature 2019 23
P. Geraedts, *Die Geschichte der Physiotherapie*, essentials,
https://doi.org/10.1007/978-3-658-23605-2_5

Gerätegestützte Heilgymnastik – Mit- oder Gegenspieler der therapeutischen Hand 6

Wilhelm Schulthess-Wyder (1855–1917), ein Schweizer Internist und Pädiater, der sich der Behandlung von Skoliosen widmete, entwickelte um 1890 verschiedene Zeichenmaschinen, um Wirbelsäulendeformitäten besser vermessen und visualisieren zu können. Auf Basis dieser Zeichnungen konstruierte er, im Zeitalter der Mechanisierung der Orthopädie angelangt, Maschinen, die genau lokalisier- und einstellbare Bewegungen ermöglichten und daher den Therapeuten ersetzen sollten. Die beachtliche Anzahl von Maschinen machten ihn zu einem der bedeutendsten Vertreter auf dem Gebiete der Mechanotherapie, bei der Wirbelsäulenverkrümmungen, so gut wie irgend möglich, passiv korrigiert werden und der Patient nun in dieser korrigierten Stellung aktiv die passiven Korrekturen zu verbessern sucht (Rütt und Heipertz 1993).

Schulthess-Wyder begründete die nach ihm benannte Schulthess-Klinik beim Balgrist in Weinegg, die heutige Uniklinik Balgrist, eine der renommiertesten orthopädischen Kliniken der Schweiz, mit einem angegliederten Paraplegikerzentrum und gilt als *„die herausragende Persönlichkeit der Schweizer Orthopädie in der zweiten Hälfte des 19. Jahrhunderts"* (Rütt und Heipertz 1993).

Bereits 1905 etablierte er eine Klassifizierung der Skoliose nach Lokalisation und Form der vorliegenden Verkrümmung. Seine lebenslange Erfahrung und sein umfangreiches Wissen fasste er in der klassischen Monografie „Die Pathologie und Therapie der Rückgratsverkrümmung" zusammen (Rütt und Heipertz 1993; Rudio und Schröter 1917).

Mit diesem Werk erwarb Schulthess-Wyder internationale Beachtung und die Anerkennung von Arthur Steindler (1878–1959), Professor der orthopädischen Chirurgie an der Drake University in Des Moines, Iowa. Dieser bemerkte: *„Most deeply of all, however, is modern orthopaedic surgery indebted to the incessant*

© Springer Fachmedien Wiesbaden GmbH, ein Teil von Springer Nature 2019
P. Geraedts, *Die Geschichte der Physiotherapie*, essentials,
https://doi.org/10.1007/978-3-658-23605-2_6

labor and careful introspective studies of W. Schulthess of Zurich, the greatest clinical observer of scoliosis of all times" (Böni und Rüttimann 1996a, b).

Die körperliche Beanspruchung eines Therapeuten veranlasste auch den schwedischen Arzt und Physiotherapeuten G. J. W. Zander (1835–1920) ab ca. 1865 eine Vielzahl an Gymnastik- und Massageapparaten zu entwickeln, medico-mechanische Apparate, die als Prototypen heutiger Trainingsgeräte verstanden werden können. 1911 gab es in Deutschland Institute, in denen mit den Zander-Apparaten Widerstandsbewegungen und passive Bewegungen der schwedischen Heilgymnastik ausgeübt werden konnten. Zanders Methodik hatte einerseits, wie Landerer 1894 feststellte, *„die Heilgymnastik bei den Aerzten wieder zu Ehren gebracht und dadurch, dass er derselben eine grosse Reihe wissenschaftlicher und praktischer Vertreter gewann, eine neue, kräftige Entfaltung dieses Zweiges der Heilkunde herbeigeführt"* (Landerer 1894).

Andererseits aber blieb der Gebrauch mechanischer Gerätschaften bei der heilgymnastischen Therapie nicht unumstritten. So kritisierte der Arzt Michael Josef Rossbach: *„In neuester Zeit hat sodann G. Zander ebenfalls statt der den Widerstand machenden Hand des Arztes, oder Wärters oder Gehilfens, eigene kurze Maschinen angewendet. Ich kann mir nicht denken, dass die sinnreichste Maschine die menschliche Hand auch nur im Entferntesten zu ersetzen vermag. Ich halte diese Neuerungen … nur für eine weitere specialisirte Spielerei ohne jede Nothwendigkeit und keine Lücke ausfüllend […]"* und der Arzt Heinrich Averbeck fügte hinzu, dass *„[…] die Anwendung von Apparaten zu Widerstandsbewegungen dem Geiste der medicinischen Gymnastik widersprich."* (Schöler 2005).

Auch Eulenburg äußerte sich sehr skeptisch als er 1881 schrieb: *„Nach einer nahezu 30-jährigen Erfahrung im Lingschen Verfahren muss ich aber constatiren, dass damit ein gut geschulter und gewissenhafter Gymnast sich mittels geübten Tastgefühles seiner Hand der musculären Kraftmaasse des Kranken so vollkommen zu accomodiren vermag, dass er von einer Maschine, wenn sie auch noch so sinnreich construirt ist, schwerlich übertroffen werden kan."* (Schöler 2005).

Für den Frankfurter Herrmann Nebel, ausgeprägter Befürworter der Therapie Zanders, lagen die Vorzüge der mechanischen Heilgymnastik gegenüber der manuellen Gymnastik in der genauen Dosierbarkeit der Bewegungen und damit in der gradweisen Entwicklung der Muskelkräfte, in der Gleichmäßigkeit der Bewegung, in der Berücksichtigung der Hebelgesetze und im geringeren Kraftaufwand seitens des Gymnasten. Entsprechend bestätigte Josef Schreiber: *„Gerade die Widerstandsbewegungen, welche in der schwedischen Heilgymnastik eine Hauptrolle spielen, lassen sich mit Hilfe von zweckmässig construirten Apparaten in* *präciser, das anzustrebende Ziel besser erreichender Weise durchführen, als wenn der Widerstand durch die Kraft des Gymnasten geregelt wird"* (Schöler 2005).

Andere Autoren, wie beispielsweise H.A. Ramdohr, befürworteten eine Kombination beider Modelle. *„Mit der maschinellen, wie mit der manuellen Methode können die meisten Kranken gleich günstig behandelt werden können. Die Hauptsache bleibt immer die, wie sachkundig und sorgfältig eine jede von ihnen angewandt wird"* (Schöler 2005).

Henry Hughes wägte 1896 Vor- und Nachtteile sorgfältig gegeneinander ab: *„Demnach klärt sich das Verhältnis beider Gymnastikformen auf's beste, wenn sie fürderhin einander nicht bekämpfen, sondern in einträchtigem Bunde am Wohle der Menschheit arbeiten. Bei bettlägerigen Patienten, in schweren Krankheiten, bei akuten Fällen ist zur Gymnastik die Hand zu verwenden. Dagegen wird man wenig gefährdete Kranke, welche recht wohl ausgehen können, … den Instituten anvertrauen"* (Schöler 2005).

Auch im Säuglings-, Kindes- und Jugendalter funktioniert jedes menschliche Organ besser mit Bewegung

Einen weiteren Beitrag, um in Deutschland Leibesübungen insbesondere für Jugendliche fest zu verankern, leistete in der zweiten Hälfte des 19. Jahrhunderts der Anatom Prof. Dr. Richard Zander, Mediziner und Bruder von Gustav Zander, dem berühmten Erfinder des gerätegestützten Turnens (Medico-Mechanotherapie). Er plädierte mit intensivem und nachhaltigem Engagement dafür, dass die Leibesübung „[...] *eine liebe Gewohnheit wird, einen Teil ihrer Erholungszeit täglich körperlichen Übungen zu widmen.*" Er wies darauf hin, dass es „[...] *Pflicht der Erzieher ist, [...] daß die heranwachsende Jugend ihre in der Entwicklung begriffene Muskulatur zweckmäßig ausbilde*". Aus dieser Forderung, Jugendlichen sportliche Aktivität zu vermitteln, entstand zu Beginn des 20. Jahrhunderts das Schulturnen bzw. die Sportbewegung (Ganz 2013).

Die Idee, auch für Kleinkinder oder gar Säuglinge Bewegungsprogramme zu entwickeln, wurde bis zum Ende des 19. Jahrhunderts abgelehnt, da das Paradigma der Ruhigstellung von Säuglingen und Kleinkindern nicht nur in Deutschland, sondern in ganz Mitteleuropa der vorherrschenden Praxis entsprach. Der Kinderarzt Dr. Alexander Schmidt erkannte als Erster den Nutzen körperlicher Übungen für kleine und kleinste Kinder (Ganz 2013). Er manifestierte den erwiesenen physiologischen Fundamentalsatz, dass nämlich jedes menschliche Organ unter Bewegung besser funktioniert.

So forderte er im Jahre 1899 erstens, Kindern durch Lageveränderungen passive Bewegungen zu verschaffen und sie zweitens zu aktiven Bewegungen anzuregen, sobald sie dazu fähig sind. Schmidt beobachtete bei gesunden Kindern vom zweiten Monat an einen lebhaften Bewegungsdrang und gab ausführliche Anweisungen zur Durchführung der Übungen. Ein Kind solle täglich mehrmals seine Glieder strecken können, seine Lage geändert haben und, der motorischen Entwicklungsphase entsprechend, aktiv gefördert werden. So dürfe ein Kind zum Beispiel weder

© Springer Fachmedien Wiesbaden GmbH, ein Teil von Springer Nature 2019   29
P. Geraedts, *Die Geschichte der Physiotherapie*, essentials,
https://doi.org/10.1007/978-3-658-23605-2_7

gesetzt, noch gestellt werden, bevor es dies nicht von selbst tue. Auch wenn ein gymnastisches Konzept fehlte, war der Grundgedanke Schmidts zur Bewegung von Säuglingen und Kleinkindern zu der damaligen Zeit innovativ, wenn nicht sogar revolutionär. Schmidts neuer gedanklicher Ansatz wurde hingegen unter Medizinern heftig kritisiert, denn schließlich könne man mit Kindern nicht kommunizieren (!). Außerdem würden sich Kinder an die größere Aufmerksamkeit gewöhnen und nicht mehr alleine sein können, nur noch schreien, was die Entwicklung eher verzögern würde. Andere Kritiker befürchteten Deformationen der Knochen bzw. des Stützapparates der Kinder durch zu hohe und zu frühe Belastung (Ganz 2013).

Dr. Fritz Lange (1864–1952) und Dr. Joseph Trumpp (1867–1945) schrieben 1905 in ihrem Buch „Entstehung und Verhütung der körperlichen Missgestalt" über das Auftreten vermeidbarer Missbildungen bei Kindern: *„Trotzdem geschieht aber leider immer noch sehr wenig zur Verhütung körperlicher Missgestalt. Man bedenkt nicht genügend, wie zart und nachgiebig die Knochen im ersten Kindesalter sind, nimmt darauf weder bei der Lagerung der Kinder, noch beim Herumtragen und sonstiger Hantierung die nötige Rücksicht und setzt so Verunstaltungen, die endlich erkannt, oft kaum mehr reparabel sind"* (Ganz 2013).

Lange und Trumpp vertraten zwar die Ansicht, dass systematische und korrekt ausgeführte tägliche Leibesübungen mit Kindern Missbildungen verhindern bzw. zu einer gesunden körperlichen motorischen Entwicklung beitragen können, aber dennoch blieb die Kritik an beiden lange erhalten, eine Kritik, die nachfolgend von Rudolf Klapp (1873–1949), der das Klapp'sche Kriechverfahren zur Behandlung skoliotischer Kinder entwarf, aufgegriffen und letztendlich durch detaillierte Übungsanleitungen entkräftet wurde.

Körperliche Übungen für Kinder und Säuglinge gewannen an Popularität, denn die Erkenntnis, dass nicht das Ob, sondern das Wie (früh-)kindlicher Bewegung entscheidend sei für eine gesunde Entwicklung, setzte sich durch.

Detleff Neumann-Neurode (1879–1945), deutscher Offizier, Gymnastiklehrer und Kinderphysiotherapeut, beobachtete um 1900 während eines Kommandos an der Militärturnanstalt in Berlin an sich und seinen Mitschülern *„eine außerordentlich günstige Veränderung des Körpers durch regelmäßige Leibesübungen. Der Brustkorb weitete sich, die Haltung wurde straffer, eine erhöhte Widerstandskraft und Leistungsfähigkeit machten sich bemerkbar"* (Ganz 2013).

In dieser Phase reifte offenbar das Konzept einer aktiven sportlichen Betätigung. Sein Umgang mit jungen Soldaten und die Turnübungen mit seinen eigenen kleinen Kindern spielten sicherlich eine Rolle, um die gemachten Erfahrungen auf Kinder im Allgemeinen zu übertragen. Es war seine Idee, Bewegungsabläufe zu finden, die dem als verheerend wahrgenommenen „Krüppeltum" der damaligen Zeit entgegenwirken konnten. Im „Kampf gegen das Wuchskrüppeltum" müsse etwas geschehen und im Jahre 1909 veröffentlichte er: „Kindersport – Körperübungen für das frühe Kindesalter". Als Autodidakt studierte er, wie er die körperliche Entwicklung der Kleinkinder aber auch der Säuglinge positiv beeinflussen konnte. Er wollte eine Methode entwickeln, um Kindern mit Behinderungen nachhaltig zu helfen. An der Berliner Orthopädischen Universitätsklinik lernte Neumann-Neurode zwischen 1910 und 1920 die bis dahin übliche Therapie bei Rückgratverkrümmungen kennen. Zu dieser Zeit konzentrierten sich die orthopädischen Therapieansätze auf die passive Korrektur der Abweichungen der Wirbelsäule, wie Skoliose und Kyphose und auf die Ruhigstellung deformierter Gliedmaßen. Die Bedeutung der Muskulatur wurde noch verkannt und, wenn überhaupt, nur in letzter Linie berücksichtigt. Neumann-Neurode realisierte immer mehr, dass oftmals in der frühen Entwicklungsphase zu viel Zeit verloren gegangen war. Eine beginnende Skoliose und auch der rachitische Sitzbuckel ließen sich in dieser Zeit in nur wenigen Monaten durch eine aktive Behandlung der Muskulatur beseitigen (Ganz 2013).

1921 eröffnete Neumann-Neurode die Anstalt für Körperübungen im Kindesalter in Berlin und lehrte dort seine Methode einer systematischen, aktiven Gymnastik für Kleinkinder und Säuglinge. Drei Jahre später publizierte er die vierte, wiederum überarbeitete Auflage seines Buches „Kindersport – Körperübungen für das frühe Kindesalter". Diese neue Auflage war von einem sichtlichen Paradigmenwechsel geprägt. Nun standen nicht mehr die gesunden Kinder im Fokus seiner präventiven Leibesübungen, sondern Kinder mit bereits vorhandenen körperlichen Beeinträchtigungen. Diese neue, therapeutische Sicht auf das Kinderturnen bildete den Leitgedanken seines neuen Konzeptes (Neumann-Neurode 1926).

Im Jahre 1935 erschien eine völlig neu bearbeitete und erweiterte 7. Auflage seines Kindersport Buches. Neumann-Neurode versuchte darin, das gymnastische Konzept von 1924, das fast ausschließlich auf seinen eigenen Erfahrungen beruhte, zu objektivieren, d. h. er suchte gezielt nach gesicherten wissenschaftlichen Argumenten, die seine empirische Arbeit verifizierten.

In der Bewegungs- und Reizlehre von Wilhelm Roux (1850–1924) und Willi G. Lange (1885–1917) fand er die Begründung für seine Therapie und erweiterte auf diesen theoretischen Grundlagen sein Konzept. Körperübungen wurden jetzt vermehrt zur Stärkung schwächlicher Säuglinge und Kleinkinder eingesetzt. Vor allem bei Säuglingen, aber auch bei noch in der Wachstumsphase befindlichen Kleinkindern konnten durch gezielte Bewegungsreize positive Wirkungen hervorgerufen werden.

Als Neumann-Neurode 1923 seine zweite Monografie (zugleich sein Hauptwerk) „Die Säuglingsgymnastik" veröffentlichte, ahnte er nicht, dass dies ein Standardwerk mit 30 Auflagen, von 1923 bis 1979, und damit zu seinem meist gefragten Werk werden würde! In der Schrift erläutert er, wie schon 1924 in „Kindersport-Körperübungen für das frühe Kindesalter" ausgearbeitet, explizit, dass Turnen und Gymnastik auch bei kranken, körperlich behinderten Kindern eine heilende Wirkung zeigt, aber auch, dass regelmäßige Gymnastik präventiv gegen bestimmte Krankheiten oder Mangelerscheinungen einzusetzen ist. Und um optimale Resultate zu erzielen, sollte mit der Gymnastik bereits im frühesten Säuglingsalter begonnen werden. Somit waren die Idee und das Konzept der Säuglingsgymnastik geboren (Ganz 2013). Bis zum Ersten Weltkrieg bestimmte die mechanische Gymnastik die Vorstellung von Heilgymnastik.

1906 richtete der Orthopäde, Schularzt, Hochschullehrer und bekannter Sonderpädagoge Konrad Alexander Theodor Biesalski (1868–1930) in Räumen über seiner Praxis in Berlin-Kreuzberg die erste soziale rehabilitative Einrichtung von Berlin-Brandenburg mit 10 Betten für Kinder und Jugendliche mit physischer Behinderung ein. 1914 rief er zusammen mit Hans Würtz das Berliner Oskar-Helene-Heim in Berlin-Dahlem ins Leben. In diesem Heim wurden die körperbehinderten Kinder und Jugendlichen nun verstärkt ärztlich und therapeutisch versorgt und in die Arbeitsgesellschaft integriert. Es ist die Gründung der modernen Behindertenfürsorge in eigens dafür geschaffenen Zentren (Ganz 2013).

Katharina Schroth, selbst betroffene Skoliosepatientin, eröffnete 1921 ein „ambulantes Sanatorium", in dem sie Patienten mit einer Skoliose nach der von ihr entwickelten Methode zur Skoliose-Therapie behandelte. Die Schroth Methode beruht auf der aktiven korrigierenden Krümmungsaufrichtung der Brustwirbelsäule, welche mit oder ohne Geräte erfolgen kann und mit einer gezielten, genau definierten bzw. gelenkten Atmung, der Drehwinkel-Atmung, einhergeht. 1981 wurde im Rheinland-Pfälzischen Bad Sobernheim die Katharina-Schroth-Klinik gegründet. Inzwischen gibt es in ganz Deutschland Katharina-Schroth-Kliniken.

Der Schweizer Neurologe und Psychiater Dr. med. Alois Brügger entwickelte 1955 das nach ihm benannte Brügger-Konzept. Er sah eine zu stark gekrümmte Brustwirbelsäule als Auslöser für Rückenbeschwerden. Mechanische Ausgleichsmechanismen und zentralneurologische Schmerzwahrnehmungsmechanismen könnten seiner Meinung nach, ähnlich wie die Reizung einer Nervenwurzel, zu Schmerzausbreitung führen. Diese Schmerzausbreitung bezeichnete er als pseudoradikuläre Symptomatik (Brügger 1980).

Der tschechische Kinder- und Erwachsenenneurologe Dr. Václav Vojta entwickelte in den 50er und 60er Jahren des 20. Jahrhunderts ein System, das auf empirischen Beobachtungen von Bewegungsabläufen bei der normalen, aber auch krankhaften motorischen Entwicklung von Kindern im 1. Lebensjahr beruht. Durch starke, für das Kind zumindest sehr unangenehme Druckreize, löste er Reflexmotorik aus, die als Basis für die Willkürmotorik dienen sollte (Vojta und Peters 1997).

Ab 1943 entwickelte die englische Krankengymnastin Berta Bobath zusammen mit ihrem Mann, dem Neurologen Dr. Karel Bobath, das Bobath-Konzept. Im Gegensatz zum Vojta-Prinzip aktiviert das Bobath-Therapiekonzept durch sensorische Reize die Willküraktivität, die alltäglich gebraucht werden kann. Dieses Konzept, heute auch als das umfassendere Neuro-Developmental-Treatment-Konzept anerkannt, richtet sich an Kinder, Jugendliche und Erwachsene mit angeborenen bzw. erworbenen Störungen oder Erkrankungen des zentralen Nervensystems. Im Gegensatz zu dem Vojta-Prinzip aktiviert das Bobath-Therapiekonzept die Fähigkeit des Nervensystems, ein Leben lang motorisch zu lernen und fördert die im Alltag benötigte Willküraktivität (Biewald 2004). Obwohl die Therapieansätze bei beiden Methoden völlig entgegengesetzt sind, werden beide als effektive Methode von den Krankenkassen anerkannt und bis heute angewendet.

Die Schweizer Physiotherapeutin und Lehrerin für rhythmische Gymnastik, auch ausgebildet in Schauspiel, Susanne Klein-Vogelbach (1909–1996) konnte aufgrund sorgfältiger Beobachtung resp. Analyse des Bewegungsverhaltens gesunder Menschen wie auch der systematischen Ordnung dieser Daten nach bestimmten Beobachtungskriterien eine hypothetische Norm für das Bewegungsverhalten gesunder Menschen festlegen. So beschrieb sie objektiv abweichende Motorik, definierte diese als funktionelles Problem und legte den Grundstein für ihr Behandlungskonzept der funktionellen Bewegungstherapie (Spirgi-Gantert und Suppé 2016).

Die US-amerikanische Ergotherapeutin und Psychologin Anna Jean Ayres entwickelte in den 1970er Jahren die sensorische Integrationstherapie. Sie erarbeitete eine Theorie über mögliche basale, neurologische Wahrnehmungs- und Verarbeitungsprozesse im Gehirn und deren Funktionsstörungen. Die motorischen Reaktionen sind als Antwort auf diese sensorischen Reize und ihre Verarbeitung im Gehirn zu betrachten. Zur gleichen Zeit dient die Reaktion der Umgebung auf diese motorische Handlung wiederum als Rückmeldung für die Sensorik, die sich an diese Rückmeldung anpasst. So entsteht ein Regelkreis zwischen Sensorik und Motorik, der zu einer effektiven Handlungs- und Verhaltensmotorik führt. Störungen in diesem sensorischen Reizverarbeitungssystem ziehen nicht nur motorische Verhaltungsdefizite, sondern auch kognitive Lernstörungen nach sich. Sie wollte damit sowohl die Ursachen für Lerndefizite beschreiben, als auch spezielle Behandlungstechniken daraus ableiten (Karch et al. 2002).

Zur selben Zeit entwickelten Dr. Peter Blythe und Kollegen in England die INPP Methode (vom **I**nstitute for **N**euro**p**hysiological **P**sychology begründet und ebenfalls weiterentwickelt als NeuroDevelopmental Therapy, NDT) zur Behandlung von Kindern im Vorschul- und Schulalter mit einer Lese- und Rechtschreibstörung (Legasthenie) und/oder einer minimalen Funktionsstörung des kindlichen Gehirns (MCD- Minimale cerebrale Dysfunktion – Vorläufer von ADHS). Dieses Konzept interveniert auf zwei Ebenen: In Schulen und Kindergärten werden Kinder gruppenweise (neuro-) motorisch gefördert. Einzelne Kinder werden ebenfalls (neuro-) motorisch gefördert, erhalten aber zusätzlich ein häusliches Übungsprogramm (Goddard-Blythe 2016).

Heilgymnastik als Frauenberuf

8

1903 eröffnete in Kiel der deutsche Arzt Johann Hermann Lubinus eine heilgymnastische Lehranstalt für Frauen, die er bis 1926 in den theoretischen Fächern selbst unterrichtete. Die Entscheidung Lubinus', ausschließlich Frauen auszubilden, machten den Beruf des Heilgymnasten damit zu einem Frauenberuf. Noch heute werden in der Bundesrepublik Deutschland, anders als in anderen europäischen Ländern, überwiegend Frauen als Krankengymnast/in ausgebildet. Lubinus ist mit der Gründung dieser heilgymnastischen Lehranstalt als Vater der deutschen Krankengymnastik und Initiator der Krankengymnastikschulen in Deutschland zu betrachten.

Als Folge der verheerenden Weltkriege wandten sich vermehrt traumatisierte und an Gliedmaßen verletzte Patienten hilfesuchend an Krankengymnasten. Auch die Behandlung der vielen Betroffenen, die an Kinderlähmung erkrankt waren, fiel nun in den Aufgabenbereich des Krankengymnasten. 1917 erschien Lubinus' „Lehrbuch der Medicinischen Gymnastik". In dem Vorwort beschrieb er die bereits errungenen Erfolge der medizinischen Gymnastik in der Traumatologie, sah aber noch Chancen für die medizinische Gymnastik in der Neurologie und inneren Medizin: *„Die Heilgymnastik erfreut sich ärztlicherseits auf dem Gebiete der Inneren und Nervenkrankheiten immer noch nicht der Wertschätzung, die diesem Heilfaktor mit Recht gebührt. Auf chirurgischem und orthopädischem Gebiet dagegen hat sie ihr Ausbreitungsgebiet in den letzten Jahrzenten wesentlich zu vergrößern gewußt und besonders in diesem großen Weltkriege zum Segen für unsere verwundeten Krieger sich herrlich bewährt".* Nach Lubinus verliert sich der krankengymnastische Beruf durch u. a. die sehr hohen Schulgebühren, die sehr niedrige Akzeptanz von Ärzten, die schlechte Bezahlung sowie zu wenig Stellenangebote (Langohr o. J.; Scheel 2012).

© Springer Fachmedien Wiesbaden GmbH, ein Teil von Springer Nature 2019   35
P. Geraedts, *Die Geschichte der Physiotherapie*, essentials,
https://doi.org/10.1007/978-3-658-23605-2_8

Krankengymnastik und Physiotherapieausbildung

Erst 1949 wird in Bad Soden/Taunus der erste deutsche Verband für Krankengymnastik gegründet, der heutige Deutsche Verband für Physiotherapie – Zentralverband der Physiotherapeuten (ZVK e. V.) Am 1. Juli 1958 (Langohr o. J.) trat nach neunjähriger Beratung das erste bundeseinheitliche Berufsgesetz über die Ausübung der Berufe des Masseurs/medizinischen Bademeisters und des Krankengymnasten (MPhG) in Kraft, welches erst 1994 erneuert wurde. Der Begriff „Krankengymnastik" ist inzwischen durch die modernen Anforderungen physiotherapeutischer Verfahren überholt. Eine Novellierung der Berufsgesetze im Jahr 1994 änderte den allgemeinen Sprachgebrauch: Krankengymnasten heißen von nun an Physiotherapeuten. Das medizinische Physiotherapeutengesetz MPhG (§§ 3 u. 8) von 1994 (Langohr o. J.) beschreibt den Begriff der Physiotherapie als einen Oberbegriff, der alle aktiven und passiven Therapieformen umfasst. Einerseits definiert sich die Krankengymnastik, als „Leibes und Körperübung für Kranke", die nur dem Physiotherapeuten vorbehalten ist, und andererseits als eine physikalische Therapie (Massagen, Elektrotherapie, Hydrotherapie sowie Thermotherapie), wo sowohl Masseure als auch Physiotherapeuten nebeneinander tätig sind.

Die Physiotherapie hat sich immer an den seit dem Beginn des 20. Jahrhunderts etablierten medizinischen Denkmodellen orientiert, die Krankheit als Abweichung oder Veränderung einer körperlichen Normalität definierten. Daher besteht ihre vornehmlichste Aufgabe darin, Bewegungs- und Funktionsfähigkeit während des gesamten Lebens weitestgehend zu erhalten oder wiederherzustellen.

Bei der Behandlung der Beschwerden und der körperlichen Funktionseinschränkungen des Patienten sind die Therapeuten von rein klinischen Diagnoseverfahren abhängig. Denn ihnen steht eine geeignete Gerätediagnostik, die den Ärzten vorbehalten ist, nicht zur Verfügung. Sie sind angewiesen auf ihre diagnostischen

© Springer Fachmedien Wiesbaden GmbH, ein Teil von Springer Nature 2019
P. Geraedts, *Die Geschichte der Physiotherapie*, essentials,
https://doi.org/10.1007/978-3-658-23605-2_9

und auf „clinical reasoning" basierenden, wie auch pädagogischen und manuellen Kompetenzen.

> „Clinical reasoning" ist eine Denkart, die sich auf stillschweigende Selbstverständlichkeit und auf durch Erfahrung erworbene Kenntnisse, ergänzend zu dem theoretischen Wissen aus den Naturwissenschaften stützt. Komplexe klinische Aufgaben fordern das Improvisationstalent eines Therapeuten, um eine optimale Behandlung zu bestimmen, welche auf den einzelnen Patienten zugeschnitten ist.

1991 legte die Kommission Leitbild 2000 ihre Ergebnisse zu der Überlegung vor, wie zu einer Verbesserung der Qualität der Berufsausbildung, zu einer Anhebung der Berufsausbildungen von Fachschul- auf Fachhochschulniveau und zu einer europaweiten Anerkennung der Ausbildungsabschlüsse zu kommen ist. Sie empfahl u. a. eine Wissenschaftskommission im ZVK zu bilden, die diese Ziele anstreben sollte. Hiermit ist der erste Schritt auf dem Weg der Akademisierung gemacht worden. Weitere Schritte enthielten den Start einer Reihe von Seminaren zur Einführung in wissenschaftliches Arbeiten am 23. Mai 1992 (Hüter-Becker et al. 2004).

Im März 1997 wurde durch Antje Hüter-Becker das neue Denkmodell „Struktur" des Faches Physiotherapie vorgestellt (Hüter-Becker 1997). Antje Hüter-Becker war eine Physiotherapeutin im Vorstand des ZVK, die sich sehr intensiv mit dem physiotherapeutischen Ausbildungscurriculum beschäftigte. Sie vertrat die Meinung, Physiotherapeuten seien nicht in der Lage, Patienten ganzheitlich zu untersuchen. Es fehle angeblich unter anderem an grundlegenden Kenntnissen in der Psychologie. Die Physiotherapie trenne sich hiermit von den Methoden und den Fachbereichen der Klinischen Medizin und orientiere sich nunmehr nur an ihren eigenen vier grundlegenden Behandlungsansätzen: Bewegungssystem, Bewegungsentwicklung, Bewegungskontrolle, Erleben und Verhalten. Diese Grundlagen sollten in der physiotherapeutischen Untersuchung und Behandlung gemeinsam und vernetzt betrachtet werden. Ziel sei es, den Leib-Seele-Dualismus zu überwinden, in dem Krankheit primär als Funktionsstörung gesehen werde, die es zu reparieren gilt. Eine Überlegenheit dieses Denkmodells klinischen Denkmodellen gegenüber wurde bislang nicht festgestellt (Hüter-Becker 2003).

Die früheste Möglichkeit, sich als Physiotherapeut in Deutschland akademisch zu qualifizieren, ergab sich 2000, als die Fachhochschule Hildesheim einen Bachelor-Studiengang für Physio- und Ergotherapeuten eröffnete. Seit 2002 bietet die Fachhochschule in Fulda in Zusammenarbeit mit der Universität Marburg im Anschluss an den Bachelor-Studiengang eine Master-Ausbildung an.

Nach dem Vorbild der Niederlande forderte in Deutschland der ZVK bei einer Anhörung des Sachverständigenrates im August 2006 erstmals öffentlich einen

Direktzugang für Patienten zum Physiotherapeuten, ohne den Umweg über eine Heilpraktiker-Zulassung. In Kooperation mit der Donau-Universität Krems startete 2009 am Ulmkolleg der erste Masterstudiengang für Physiotherapie, wobei die Absolventen nach bestandener Abschlussprüfung den Titel MSc in Physiotherapie tragen dürfen (Richter o. J.).

Trotz dieser Fortschritte in der Akademisierung dürfen Physiotherapeuten nur auf ärztliche Verordnung hin tätig sein und sind damit abhängig von der ärztlichen Diagnose, die oft auf Basis rein bildgebender Verfahren gestellt wird. Physiotherapeuten müssen daher in der Lage sein, solide und unwiderlegbare klinische Befunderhebung durchzuführen, um physiotherapeutische Diagnosen zu stellen und wirklich effektive aktive Behandlungspläne anzufertigen, damit realistische Behandlungsziele erreicht werden.

So werfe ich in meinem 2018 veröffentlichten Buch „Physiotherapeutisches Training bei Rückenschmerzen – Motorische Befunderhebung und Behandlung" einen völlig neuen Blick auf die Entstehung von Rückenschmerzen. Zum ersten Mal in der Geschichte der medizinischen Übungsbehandlung wird nicht auf die Wirbelsäule mit ihren Bandscheiben fokussiert, sondern auf die Funktion der großen Gelenke und deren biomechanischen Zusammenhang mit der Wirbelsäule. Funktionsschwäche dieser Gelenke hemmt die Gelenkmotorik und die nachfolgend ausgelöste Ausgleichsmotorik kann die Wirbelsäule stark belasten. Diese Sichtweise führt logischerweise zu anderen Richtlinien für motorische Befunderhebung und Behandlung (Geraedts 2018).

Der Erfolg einer Übungsbehandlung steht und fällt mit der richtigen klinischen Diagnose als Basis für eine richtige Ausführung und richtigen Aufbau einer Übungsbehandlung. „Clinical reasoning" ist dabei unverzichtbar.

Was Sie aus diesem *essential* mitnehmen

- In der Historie der Physiotherapie ist die Bewegungstherapie als fester Bestandteil durchweg verankert
- Es ist wichtig, dass die medizinische Bewegungstherapie in der Medizin zukünftig noch bedeutsamer wahrgenommen wird
- Clinical Reasoning und eine evidenzbasierte Vorgehensweise müssen neue Standards in der Physiotherapie setzen, damit eine Aufwertung des Berufsbildes auch nach außen hin sichtbar wird.

© Springer Fachmedien Wiesbaden GmbH, ein Teil von Springer Nature 2019   41
P. Geraedts, *Die Geschichte der Physiotherapie,* essentials,
https://doi.org/10.1007/978-3-658-23605-2

Literatur

Andry N (de Boisregard) (1744, 1987) Orthopädie, oder die Kunst, Bey den Kindern die Ungestaltheit des Leibes zu verhüten und zu verbessern: Alles durch solche Mittel, welche in der Väter und Mütter, und aller der Personen Vermögen sind, welche Kinder zu erziehen haben. Schattauer FK (1987) Berlin, Reprint der Ausgabe Berlin, Rüdiger, 1744

Berryman JW (Autor), Park RJ (Herausgeber) (1992) Sport and exercise science – essays in the history of sports medicine. University of Illinois Press, Urbana, S 15

Biewald F (Hrsg) (2004) Das Bobath-Konzept. Urban & Fischer, München

Böni T, Rüttimann B (1996a) Geschichte der Universitätsklinik Balgrist. Universitätsklinik Balgrist

Böni T, Rüttimann B (1996b) History of Balgrist. Bull Hosp Jt Dis 54(3):135–139

Diem C (1939, 2015) Pehr Henrik Ling. On the occasion of the one hundredth anniversary of his death (PDF). library.la.84. Zugegriffen: 22 Nov. 2015

Dunlop D (1968) The general principles of Avicenna's „Canon of medicine" by Mazhar H. Karachi, Naveed Clinic. https://doi.org/10.1017/s00257273000013752

Eberle H (2017) Louis (Ludwig) Wullstein, Universitätsarchiv Martin-Luther-Universität-Halle-Wittenberg

Euler C (Hrsg) (1894) Encyklopädisches Handbuch des gesamten Turnwesens und der verwandten Gebiete, Bd. I. Pichler, Wien, S 361

Ganz RJ (2013) Reflexion der Säuglings- und Kleinkindergymnastik nach Detleff Neumann-Neurode (1879–1945) in der medizinischen Fachliteratur Deutschlands vom frühen 20. Jahrhundert bis zur Gegenwart. Dissertation. Charité – Universitätsmedizin Berlin. i. Br.

Georgii A, Ling PH (1854) A biographical sketch of the Swedish poet and gymnasiarch. Oxford University, London

Geraedts P (2018) Physiotherapeutisches Training bei Rückenschmerzen – Motorische Befunderhebung und Behandlung. Springer, Berlin

Goddard-Blythe S (2016) Neuromotorische Schulreife – Testen und Fördern mit der INPP®-Methode, 2. Aufl. Hogrefe, Bern

Gr.-Oktav (o. J.) Mercurialis, Hieronymus – De Arte Gymnastica. Faksimileausgabe. Edition Medicina Rara, Stuttgart

Güllich A, Krüger M (Hrsg) (2013) Sport. Springer, Berlin. 10.10079783642375460

© Springer Fachmedien Wiesbaden GmbH, ein Teil von Springer Nature 2019   43
P. Geraedts, *Die Geschichte der Physiotherapie*, essentials,
https://doi.org/10.1007/978-3-658-23605-2

Hermand S (2007) Historische Grundlagen des Bewegungsunterrichts. Hausarbeit. Institut für Sportwissenschaft der Wolfgang Goethe Universität Frankfurt a. M.

Hirsch A, Hoffmann, F (1880) Allgemeine Deutsche Biographie. In: Historische Kommission bei der Bayerischen Akademie der Wissenschaften (Hrsg) Digitale Volltext-Ausgabe in Wikisource, Bd 12, S 584–588. Dunder & Humblot, Leipzig

Holzinger (Hrsg) (2016) Platon: Gorgias, S 6, Edition Holzinger, Berliner Ausgabe, „Gorgias, ein Gespräch von der Redekunst"

Hüter-Becker A (1997) Ein neues Denkmodell für die Physiotherapie. Z Krankengymnastik 49(4):565–569

Hüter-Becker A (2003) Integrative Physiotherapie – Was ist das eigentlich? Z Physiotherapeuten 55(12):2118–2121

Hüter-Becker A (Hrsg), Dölken M (Hrsg), Bie R de, Fenner UJ, Hengeveld E, Kool J, Repschläger U, Schämann A, Scherfer A, Westerholt M, Wolf U (2004) Beruf, Recht, wissenschaftliches Arbeiten. Thieme, Stuttgart, S 8

Jahn FL (1930) Briefe. Limpert, Dresden

Karch D, Groß-Selbeck G, Pietz J, Schlack HG (2002) Sensorische Integrationstherapie nach Jean Ayres, Stellungnahme der Gesellschaft für Neuropädiatrie e. V. In: Aksu F (Hrsg) Neuropädiatrie 2001. Novartis Pharma, Nürnberg, S 742–760

Landerer A (1894) Mechanotherapie [electronic resource]: ein Handbuch der Orthopaedie, Gymnastik und Massage in Verbindung mit Fachmännern. https://archive.org/stream/ b20403331/b20403331_djvu.txt/. Zugegriffen: 12 Febr. 2017

Langohr T (o. J.) Geschichte der Physiotherapie. https://www.geschichte-der-physiotherapie.de/

Machline VC (2004) Cristóbal Méndez – medical ideas about the influence of joy and pleasure (rather than humor) upon health, Revista de Humanidades: Technológico de Monterrey (en linea) 2004

Mathis L (2016) Der „Gradmacher". Erziehung zur Schönheit und moralische Disziplinierung in den orthopädischen Apparaten von Moritz Schreber. Diplomarbeit, Universität für angewandte Kunst Wien. i. Br.

Mathys FK (1962) sportarzt-der-renaissance Zeit Online https://www.zeit.de

Meixner B, Hoppe D, Deile L, Jänicke R, Otto S, Reinecke T, Linke M, Seele C, Weibrecht S, Sutor K, Zilm E, Schmidt D, Rösner L, Friedrich J, Pawlow K, Lindner F, Lölke J (2009) 250 Jahre Johann Christoph Friedrich Gutsmuths. Hrsg: Landessportbund Thüringen e. V., Landessportbund Sachsen-Anhalt e. V., Haus des Thüringer Sports

Neumann-Neurode D (1926) Kindersport – Körperübungen für das frühe Kindesalter, 5. Verbesserte Aufl. Quelle & Mener, Leipzig

Ostrom KW (1918) Massage and the original swedish movements. Blakeston & Maple, Philadelphia

Ottosson A (2010) The first historical movements of kinesiology: scientification in the borderline between physical culture and medicine around 1850. Int J Hist Sport 27(11):1892–1919. https://doi.org/10.1080/09523367.2010.491618

Rauschmann M, Thomann K (2000) 200 Jahre Orthopädie. Bilder aus der Vergangenheit. Der Orthopäde 29(12):1008–1017. Springer Verlag. https://doi.org/10.1007/s001320050556

Richter I (2007–2008). https://www.blogger.com/. Zugegriffen: 20. Okt. 2015

Rudio F, Schröter C (1917) Notizen zur schweizerischen Kulturgeschichte. 45. Die Eulerausgabe (Als Manuskript eingegangen am 3. November 1917)

Rütt A, Heipertz W (Hrsg) (1993) Geschichte der Orthopädie im deutschen Sprachraum. Enke, Stuttgart

Scheel K (2012) Modelle und Praxiskonzepte der Physiotherapie – eine Verortung innerhalb von Anthropologie und Ethik. Dissertation, Sporthochschule Köln i. Br.

Schöler JH (2005) Über die Anfänge der Schwedischen Heilgymnastik in Deutschland – ein Beitrag zur Geschichte der Krankengymnastik im 19. Jahrhundert. Dissertation, Westfälische Wilhelms-Universität Münster i. Br.

Schreber DGM (1862) Ärztliche Zimmergymnastik oder Darstellung und Anwendung der unmittelbaren – d. h. ohne Geräth und Beistand, mithin stets und überall ausführbaren – heilgymnastischen Bewegungen für jedes Alter und Geschlecht und für die verschiedenen speciellen Gebrauchszwecke als ein einfach natürliches System entworfen, 8. Aufl. Fleischer, Leipzig, S 28

Schumacher J (1963) Antike Medizin. Die naturphilosophischen Grundlagen der Medizin in der griechischen Antike, 2. Aufl. De Gruyter, Berlin

Schwender U (2008) Der Militärchirurg Joseph Clément Tissot – ein früher Verfechter der Krankengymnastik und Bewegungstherapie. Dtsch Z Sportmed 59:2

Spirgi-Gantert I, Suppé B (Hrsg) (2016) FBL Klein-Vogelbach Functional Kinetics: Ballübungen. Springer, Berlin, S 22–23. https://doi.org/10.1007/978-3-662-49478-3_2

Taylor GH (1860, 2013) An exposition of the Swedish movement-cure together with a summary of the principles of general hygiene. Hard Press Publishing Reprint 2013. Fowler and Wells, New York

Thiele A (1918) Die neue Erziehung. Werden und Wesen der Leibesübungen, Grethlein, Leipzig, S 31

Vojta V, Peters A (1997) Das Vojta-Prinzip, 2. Aufl. Springer, Berlin